保健艾灸基本技能

中国劳动社会保障出版社

图书在版编目(CIP)数据

保健艾灸基本技能/王国顺，范长伟，王硕编写. —北京：中国劳动社会保障出版社，2014

职业技能短期培训教材

ISBN 978-7-5167-0884-2

Ⅰ.①保… Ⅱ.①王… ②范… ③王… Ⅲ.①艾灸-技术培训-教材 Ⅳ.①R245.81

中国版本图书馆 CIP 数据核字(2014)第 017652 号

中国劳动社会保障出版社出版发行

（北京市惠新东街 1 号　邮政编码：100029）

*

三河市华骏印务包装有限公司印刷装订　　新华书店经销

850 毫米×1168 毫米　32 开本　2.75 印张　67 千字

2014 年 2 月第 1 版　2024 年 10 月第 17 次印刷

定价：8.00 元

营销中心电话：400－606－6496

出版社网址：http://www.class.com.cn

前言

　　职业技能培训是提高劳动者知识与技能水平、增强劳动者就业能力的有效措施。职业技能短期培训，能够在短期内使受培训者掌握一门技能，达到上岗要求，顺利实现就业。

　　为了适应开展职业技能短期培训的需要，促进短期培训向规范化发展，提高培训质量，中国劳动社会保障出版社组织编写了职业技能短期培训系列教材，涉及二产和三产百余种职业（工种）。在组织编写教材的过程中，以相应职业（工种）的国家职业标准和岗位要求为依据，并力求使教材具有以下特点：

　　短。教材适合 15～30 天的短期培训，在较短的时间内，让受培训者掌握一种技能，从而实现就业。

　　薄。教材厚度薄，字数一般在 10 万字左右。教材中只讲述必要的知识和技能，不详细介绍有关的理论，避免多而全，强调有用和实用，从而将最有效的技能传授给受培训者。

　　易。内容通俗，图文并茂，容易学习和掌握。教材以技能操作和技能培养为主线，用图文相结合的方式，通过实例，一步步地介绍各项操作技能，便于学习、理解和对照操作。

　　这套教材适合于各级各类职业学校、职业培训机构在开展职业技能短期培训时使用。欢迎职业学校、培训机构和读者对教材中存在的不足之处提出宝贵意见和建议。

人力资源和社会保障部教材办公室

简介 _____

　　本书首先介绍了艾灸的保健作用、从业人员的岗位职责、艾灸注意事项等岗位知识，然后系统地介绍了人体解剖、保健艾灸常用腧穴等基本常识、保健艾灸基本手法，最后介绍了常见不适症的保健艾灸。

　　本书针对职业技能短期培训学员的特点，文字通俗易懂，操作技能突出。关键步骤配操作图，形象直观，便于学员快速掌握操作要领。

　　本书由王国顺、范长伟、王硕编写。

目录

第一单元　岗位认知

一、艾灸的保健作用

"扶正祛邪"是中医养生调理疾病的宗旨，"扶正"即是养，"祛邪"即是调。艾灸的养调思想也是建立在这个基础上的，即以灸火扶阳为养，以阳温通经、活血、化寒、泻热为调。

艾灸保健能够温补元气，增强脏腑的机理功能，提高人体的抗病能力；能够温通经络，打通人体受阻的经络，保持气血通道的畅通无阻；能够温行气血，将淤滞的气血疏导，恢复气血在体内的良性循环；能够温散寒邪，将人体内的寒气驱散，使经络通畅，气血得以循环。

二、保健艾灸从业人员须知

1. 要认真学习业务技能。保健艾灸如果手法不准确，可能危害人体健康。因此，在操作手法上要尽可能追求技艺高超。

2. 要有良好的服务态度，要懂得尊重他人，对每一位顾客都要有礼貌，举止谈吐要有分寸。

3. 要注意个人仪容仪表，保持良好的形象。

4. 要保持保健艾灸场所及个人的卫生，勤洗手，勤剪指甲。在操作中，保健艾灸人员手上不戴任何装饰品。

5. 要遵守国家的法律、法规。

三、艾灸的注意事项

1. 在施术前，向受术者讲清艾灸的方法，尤其是瘢痕灸法。

2. 室内温度适宜，空气流通，有排风设备。

3. 在施术前，暴露部位必须消毒，保持皮肤清洁。

4. 要有保护措施，施术过程中，体位平整，不宜移动，预防艾炷掉落。

5. 艾灸后出现大的水泡，一定要将皮肤消毒，放出水液，再涂上消炎药，避免感染。

6. 施术时，如果受术者出现头晕、心慌等现象应立即停止，平卧休息，严重的要送到医院就医。

四、灸法的禁忌证

1. 有皮肤病及皮肤破损，如烫伤、烧伤、癣、疱疹等。

2. 危重的病人，如严重的心脏病、肝病、高热等患者。

3. 有感染性疾病，如化脓性关节炎、丹毒等。

4. 妇女经期和极度疲劳者不宜施灸。

5. 颜面及关节周围不宜采用化脓灸，心脏部位、乳头、阴部等不可采用任何灸法。

五、香艾的制作方法

艾作为施灸保健的主要材料，艾绒的质量优劣直接影响保健的效果，如何分辨艾的好坏是艾灸从业人员必须具备的常识。

艾生长于山野、田林、土埂之中，在春天抽茎生长，在秋天茎梢上开淡褐色花。艾叶有芬芳性气味，在农历的四、五月间，当叶盛花未开时采收。采收时将艾叶摘下或连株割下，置于露天反复日晒夜露1个月左右（如此做法油脂易挥发，使之达到陈年艾的程度），趁干置于石臼或其他器械中，充分捣碾，令其细软如棉，用25目的筛子筛去灰尘及杂梗，再进行焙燥即成艾绒，如图1—1所示。每500克艾叶可得350克粗艾绒，如果精细加工500克艾叶只可得150克左右精艾绒。艾绒质量的好坏，与艾的品种、采摘和储存的时间均有密切关系。上等艾绒燃烧速度缓慢，温热时间长，热渗透力强，疗效好；劣质的艾绒燃烧速度快，火力强，容易产生灼痛感，感觉即温则痛，渗透力较弱，令人难以忍受。此外，新制的艾绒，因含挥发油较多，施灸时火力较强，故应选择陈年的艾绒。如晋代陈延之《小品方》记载，灸疗不宜用八木之火；李时珍则曰："凡用艾叶，需用陈旧者，治令细软，为之熟艾。若用生艾，灸火则以伤人肌脉。"历来针灸家们强调应用陈艾。

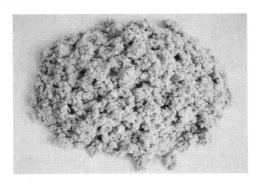

图1—1　艾绒

链接

艾草的种类及形态

艾草有野艾（见图1—2）、蕲艾（见图1—3）和九头仙艾（见图1—4）。

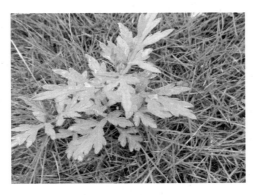

图1—2　野艾

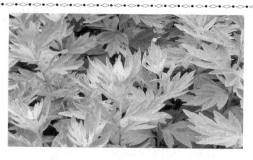

图1—3 蕲艾

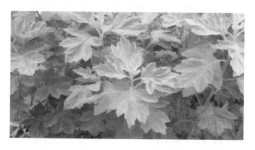

图1—4 九头仙艾

六、艾灸的辅助材料

1. 温灸架

温灸架（见图1—5）应与皮肤有一定距离，可以调节。香艾点燃后，放入架中，架与皮肤保持垂直，随着香艾燃烧，随时调节距离。

2. 温灸筒、温灸盒

我国各地有各种各样的温灸筒（见图1—6），基本上采用金属外壳，有圆筒式与圆锥式，根据面积不同而采用不同类型。面积大采用圆筒式，面积小采用圆锥式。温灸盒有木制、铜制等多种，如图1—6所示。

艾绒点燃后放在温灸筒或温灸盒内，适用于老年人背、腰疼痛保健。

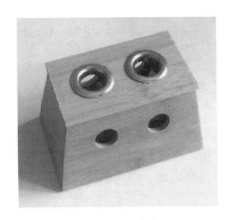

图 1—5　温灸架

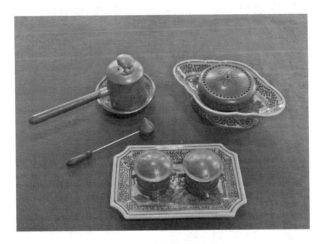

图 1—6　温灸筒及温灸盒

第二单元　保健艾灸基本常识

　　艾灸与人体的基本生理功能息息相关，因为艾灸本身是作用于人体外部的操作，刺激人体的皮肤、肌肉、经络乃至骨骼。所以，在学习操作技能之前，必须熟练掌握人体生理结构的基本常识。

模块一　人体解剖生理常识

一、人体骨骼结构

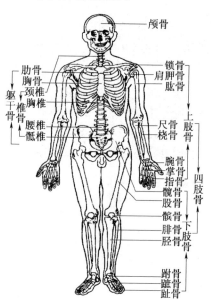

这是成年人体全身的骨骼结构，一共有206块骨。从头顶往下看，根据所在部位不同，这些骨被分成颅骨、躯干骨和四肢骨三大部分。

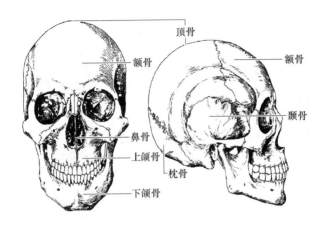

顶骨

额骨

额骨

颞骨

鼻骨

上颌骨

枕骨

下颌骨

这是颅骨的结构，它由23块骨组成，分脑颅骨和面颅骨两部分：脑颅骨位于后上方，由8块骨构成，围成颅腔保护脑；面颅骨位于前下方，由15块骨构成，形成面部轮廓。

右图所示的是胸骨和肋骨的结构，人体躯干骨就是由它们与后面将介绍的椎骨组成的。

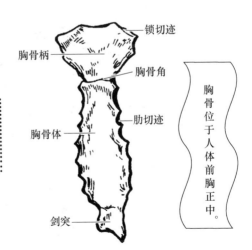

锁切迹

胸骨柄

胸骨角

肋切迹

胸骨体

剑突

胸骨位于人体前胸正中。

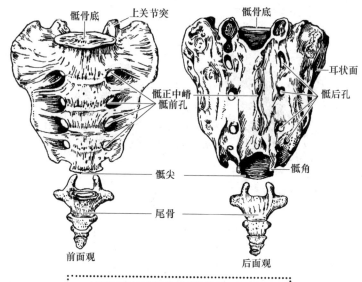

骶骨底　上关节突　骶骨底

骶正中嵴　耳状面
骶前孔　骶后孔

骶尖　骶角

尾骨

前面观　后面观

上图所示的是骶骨和尾骨的结构。在成年人
体内，骶骨由5块骶椎融合而成，尾骨由4或
5块尾椎接合而成。

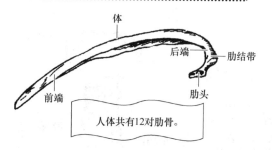

体

后端　肋结带

前端　肋头

人体共有12对肋骨。

椎骨位于人体颈、胸、腰、骶、尾的正中，依其所
在部位分别称为颈椎、胸椎、腰椎、骶椎和尾椎。
颈椎共有7块，第1、2、7颈椎的结构特殊。与保健
按摩关系最密切的是第7颈椎。

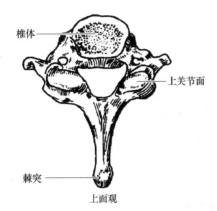

椎体

上关节面

棘突

上面观

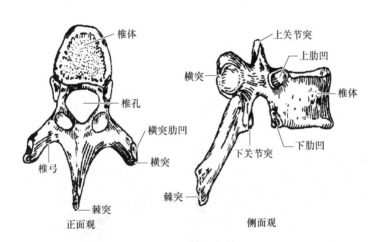

椎体

椎孔

横突肋凹

横突

椎弓

棘突

正面观

上关节突

上肋凹

横突

椎体

下关节突

下肋凹

棘突

侧面观

上图所示的是胸椎的结构。胸椎与胸骨和肋骨构成人体胸廓，共12块。

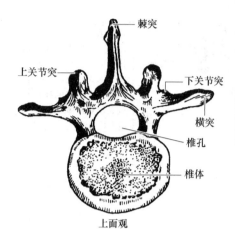

棘突

上关节突

下关节突

横突

椎孔

椎体

上面观

左图所示的是腰椎的结构。腰椎是人体承重最大的椎骨，共5块。

右图所示的是足骨结构。足骨包括跗骨、蹠骨和趾骨。跗骨共7块，蹠骨共5块，趾骨共14节。

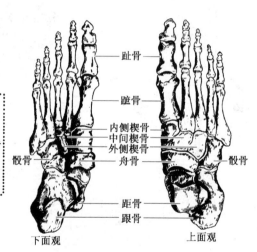

趾骨

蹠骨

内侧楔骨

中间楔骨

外侧楔骨

骰骨

舟骨

骰骨

距骨

跟骨

下面观

上面观

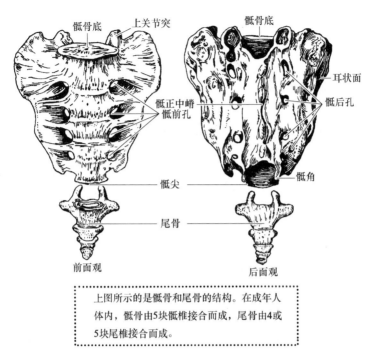

骶骨底　　上关节突

骶正中嵴
骶前孔

骶尖

尾骨

前面观

骶骨底

耳状面

骶后孔

骶角

后面观

上图所示的是骶骨和尾骨的结构。在成年人
体内，骶骨由5块骶椎接合而成，尾骨由4或
5块尾椎接合而成。

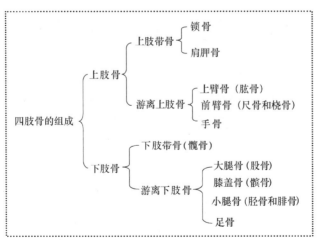

四肢骨的组成

上肢骨
　上肢带骨
　　锁骨
　　肩胛骨
　游离上肢骨
　　上臂骨（肱骨）
　　前臂骨（尺骨和桡骨）
　　手骨

下肢骨
　下肢带骨（髋骨）
　游离下肢骨
　　大腿骨（股骨）
　　膝盖骨（髌骨）
　　小腿骨（胫骨和腓骨）
　　足骨

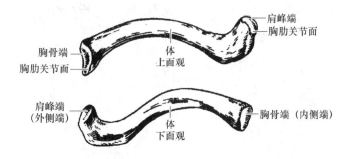

肩峰端
胸肋关节面
胸骨端
胸肋关节面
体
上面观

肩峰端
（外侧端）
体
下面观
胸骨端（内侧端）

上图所示的是锁骨的结构。锁骨位于胸前部上方，全长都可以在皮下摸到。

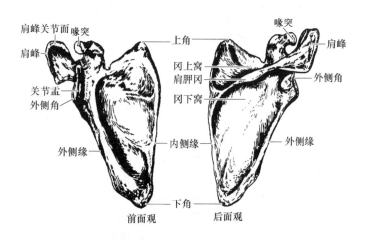

肩峰关节面 喙突
肩峰
关节盂
外侧角
外侧缘
内侧缘
前面观

上角
喙突
肩峰
冈上窝
外侧角
肩胛冈
冈下窝
外侧缘
下角
后面观

上图所示的是人体肩胛骨的结构。肩胛骨是三角形的扁骨，位于背侧外上方第2～7肋之间。

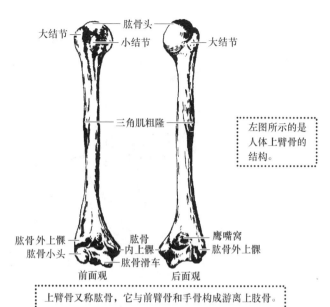

大结节 —— 肱骨头 ——
小结节 —— 大结节

三角肌粗隆

左图所示的是人体上臂骨的结构。

肱骨外上髁 —— 肱骨内上髁 —— 鹰嘴窝
肱骨小头 —— 肱骨滑车 —— 肱骨外上髁

前面观　　　　后面观

上臂骨又称肱骨,它与前臂骨和手骨构成游离上肢骨。

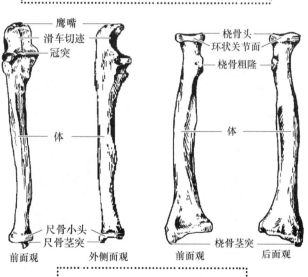

鹰嘴 —— 桡骨头 ——
滑车切迹 —— 环状关节面
冠突 —— 桡骨粗隆

体　　　　　　　体

尺骨小头 ——
尺骨茎突 —— 桡骨茎突

前面观　　外侧面观　　　　前面观　　后面观

前臂骨包括尺骨(左)和桡骨(右)。
尺骨位于前臂内侧,桡骨位于前臂外侧。

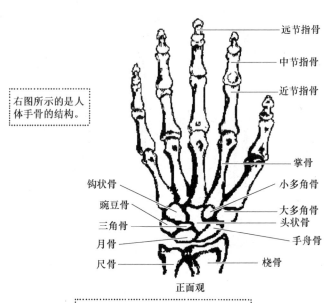

右图所示的是人体手骨的结构。

远节指骨

中节指骨

近节指骨

掌骨

钩状骨

豌豆骨

三角骨

月骨

尺骨

小多角骨

大多角骨

头状骨

手舟骨

桡骨

正面观

手骨包括腕骨、掌骨和指骨。腕骨由8块不规则的短骨组成；掌骨由5块长骨组成；指骨共14节。

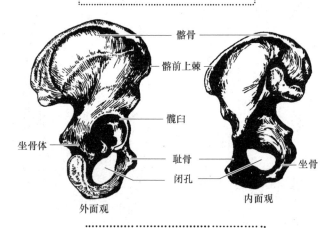

髂骨

髂前上棘

髋臼

坐骨体

耻骨

闭孔

坐骨

外面观

内面观

上图所示的是下肢带骨结构。下肢带骨即髋骨，位于盆腔两侧。

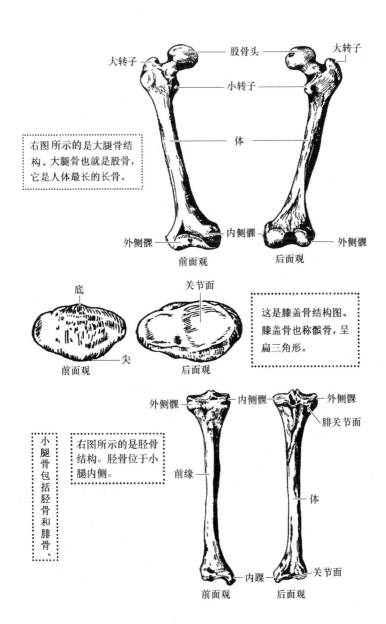

大转子　　　股骨头　　　　　大转子

小转子

体

右图所示的是大腿骨结
构。大腿骨也就是股骨，
它是人体最长的长骨。

外侧髁　　　内侧髁
　　　　　　　　　　外侧髁
前面观　　　　后面观

底　　　　　　关节面

这是膝盖骨结构图。
膝盖骨也称髌骨，呈
扁三角形。

尖
前面观　　　后面观

外侧髁　　内侧髁　　外侧髁
　　　　　　　　　腓关节面

小腿骨包括胫骨和腓骨。

右图所示的是胫骨
结构。胫骨位于小
腿内侧。

前缘

体

内踝　　关节面
前面观　　　后面观

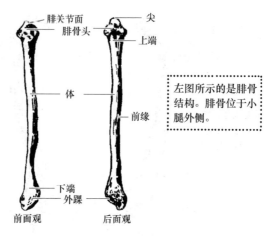

腓关节面
腓骨头
尖
上端
体
前缘
下端
外踝
前面观　　　后面观

左图所示的是腓骨结构。腓骨位于小腿外侧。

二、人体肌肉结构

人体的肌肉依据功能和结构的不同分为心肌、平滑肌和骨骼肌，运动系统的肌肉全部是骨骼肌。从事保健按摩除需要了解与人体运动有关的骨骼知识外，还需要了解骨骼肌的相关知识。这里主要介绍人体部分骨骼肌的起止点及主要功能，见表2—1。

表 2—1　　　　　人体部分骨骼肌的起止点及主要功能

肌肉名称		起止点	主要功能
胸锁乳突肌（见图2—1）		位于颈部两侧 起点：胸骨和锁骨 止点：乳突	两侧同时收缩，使头后仰；单侧收缩，头屈向同侧，面转向对侧
上肢部分肌（见图2—2）	三角肌	位于肩部，呈三角形，包肩 起点：锁骨外侧端、肩峰和肩胛冈 止点：肱骨三角肌粗隆	前部使上臂伸或屈，中部使上臂内展，后部使上臂伸或外展
	胸大肌	位于胸廓前面，呈扇形 起点：锁骨内侧，胸骨和第1～6肋软骨的前面 止点：肱骨大结节	上臂内收和旋内；上肘固定时，提肋辅助吸气
	冈上肌	起点：肩胛冈上窝 止点：肱骨大结节	协助三角肌，使臂外展
	冈下肌	起点：肩胛冈下窝 止点：肱骨大结节	使臂旋外

肌肉名称		起止点	主要功能
上肢部分肌 (见图 2—2)	肱二头肌	主要位于上臂前面，呈棱形 起点：长头起于肩胛骨关节盂上方，短头起于肩胛骨喙突 止点：桡骨粗隆	屈肘关节，长头能协助屈肩关节，使前臂向上臂靠拢
	肱三头肌	位于上臂后面 起点：长头起于肩胛骨关节盂下方，外侧头起于肱骨后面桡神经沟的外上方，内侧头起于肱骨后面桡神经沟的内下方 止点：尺骨鹰嘴	使前臂和上臂伸
	拇长屈肌	起点：桡骨中部前面，前臂骨间膜 止点：拇指末节指骨底	屈拇指
	拇长伸肌	起点：尺骨中部后面，前臂骨间膜 止点：拇指末节指骨底	伸拇指
下肢肌 (见图 2—3)	臀大肌	位于两侧臀部，大而肥厚 起点：髂骨外面和骶骨后面 止点：上部止于髂胫束，下部止于臀肌粗隆	大腿后伸及旋外；大腿固定时，可伸直躯干
	股直肌	位于大腿前面 起点：股直肌起于髂前上棘；股中间肌在股直肌下面，起于股骨体前面；股内侧肌和股外侧肌起于股骨粗线 止点：四个头合并，向下延伸为髌韧带，包绕髌骨前，止于胫骨粗隆	伸膝关节，其中股直肌还可屈髋关节
	股二头肌	位于大腿后面，起端两个头 起点：长头起于坐骨结节；短头起于股骨粗线 止点：两头合并，止于腓骨头	屈膝关节
	腓肠肌	位于小腿后面，浅层有两个头，与其深面的比目鱼肌合称小腿三头肌 起点：两个头分别起于股骨内、外侧髁 止点：两头与深面比目鱼肌延伸合并在一起，成腱止于跟骨后面。此腱强大，称为跟腱	屈小腿，上提足跟（足蹠屈）

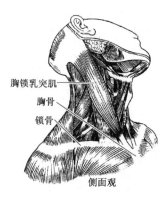

胸锁乳突肌

胸骨

锁骨

侧面观

图 2—1 胸锁乳突肌

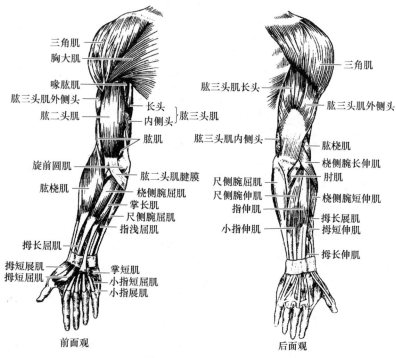

三角肌
胸大肌
喙肱肌
肱三头肌外侧头
肱二头肌

长头
内侧头 } 肱三头肌

肱肌

旋前圆肌
肱桡肌

肱二头肌腱膜
桡侧腕屈肌
掌长肌
尺侧腕屈肌
指浅屈肌

拇长屈肌

拇短展肌
拇短屈肌

掌短肌
小指短屈肌
小指展肌

前面观

三角肌

肱三头肌长头

肱三头肌外侧头

肱三头肌内侧头

尺侧腕屈肌
尺侧腕伸肌
指伸肌

小指伸肌

肱桡肌
桡侧腕长伸肌
肘肌
桡侧腕短伸肌
拇长展肌
拇短伸肌

拇长伸肌

后面观

图 2—2 上肢部分肌

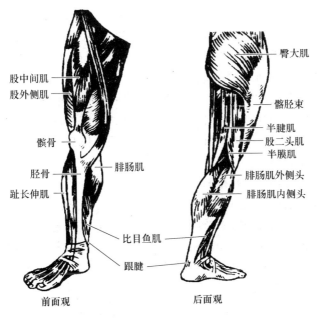

股中间肌
股外侧肌

臀大肌

髂胫束

半腱肌
股二头肌
半膜肌

髌骨

胫骨
趾长伸肌

腓肠肌

腓肠肌外侧头
腓肠肌内侧头

比目鱼肌
跟腱

前面观

后面观

图 2—3　下肢部分肌

三、循环系统基础知识

　　保健按摩的各类手法施术于人体的不同部位，从而改善人体局部乃至全身的血液循环和淋巴循环，可增强人体组织和器官的生理机能，提高人体免疫力，达到祛病保健的目的。

　　1. 血液循环的基本功能

　　血液、血管和心脏构成人体的血液循环系统，在心脏有节律的收缩与舒张作用下，血液流经全身，并周而复始地循环。在循环中，血液将消化系统吸收的各类营养物质及肺从自然界吸入的氧气运送到全身组织，供其新陈代谢，并把组织代谢的废物及二氧化碳输送到肾、皮肤、肺等有关器官排出体外，保证人体正常代谢需要。此外，人体需要的各种内分泌腺分泌的激素也要经血液循环输送。

　　2. 循环系统的分类

　　血液循环依其行径可分为体循环和肺循环，两者同时进行。

体循环又称大循环，血液在心脏收缩时从左心室射入主动脉，沿各级动脉分支到达全身（头、颈、胸、腹、盆腔、四肢）毛细血管；血液在毛细血管内与组织之间进行物质交换后经各级分支静脉汇总回到右心房。

肺循环又称小循环，血液在心脏收缩时从右心室射入肺动脉干，经左、右肺动脉入肺，在肺内经各级分支到达肺泡毛细血管网，在毛细血管网内与肺泡内的氧气进行气体交换后，经各级静脉回到左心房。

四、神经系统基础知识

神经系统是人体内循环、消化、感觉、呼吸、泌尿、运动、生殖、内分泌各系统的统帅，在人的生命活动中起主导作用。它使人体各系统功能活动协调一致，调节人体功能活动与外界环境相统一、相适应。

保健按摩各类手法对人体的触摸、按压，在某种程度上是刺激和传达能量给人体的神经组织，改变人体神经系统的兴奋度和抑制度，从而改善机体各系统的生理功能，达到祛病保健的目的。有关神经系统的分布和功能可参考医学专业相关图书，这里不具体介绍。

模块二　保健艾灸常用腧穴

一、经络常识

经络是人体组织结构的重要组成部分，包括经脉和络脉两部分。经有路径的意思，是纵行的干线。络有网络的意思，是经脉的分支。在经脉中又分正经和奇经两大类，是经络系统的重要组成部分。正经有十二条，叫十二经脉，它与脏腑直接相通。十二经脉分别循行在体表的一定部位，同时与一定的内脏密切联系，各条经脉之间又通过络脉相互沟通，从而使肌体的各个部分又通过络脉相互沟通，使肌体的各个部分联系成一个整体。奇经有八条，它不与脏腑直接相通，是"别道奇行"的经脉。

十二经脉是以阴阳来表明它的属性的。凡是与脏相连属，循行在肢体内侧的经脉叫做阴经；凡是与腑相连属，循行在肢体外侧的经脉叫做阳经。根据内脏的性质和循行位置，十二经脉又分为手三阴、手三阳、足三阴、足三阳经。

奇经八脉是督脉、任脉、冲脉、带脉、阴跷脉、阳跷脉、阴维脉、阳维脉共八条脉的总称。这八条脉的特点是不与脏腑直接相通，不受十二经脉循环次序的制约，而是别道奇行的经脉，所以叫做"奇经"。

经脉是经络系统中的主干。十二经脉与任脉、督脉合称十四经脉。十四经脉上有 361 个经穴，在艾灸中具有重要意义。任脉位于前正中线上，属阴经；督脉位于头后面躯干的后正中线上，属阳经。保健按摩从业人员需要明确十四经脉的走向及主要穴位。

二、十四经腧穴常识

十四经腧穴是穴位的主体，总共 361 个，其中单穴 52 个，双穴 309 个。

任脉经穴与督脉经穴都是单穴。

1. 任脉经穴（见图 2—4）

任脉经穴分布在会阴、腹、胸、颈、下颌部的正中线上，起于会阴，止于承浆，一名一穴，共 24 个穴位。本经穴位按顺序是：会阴、曲骨、中极、关元、石门、气海、阴交、神阙、水分、下脘、建里、中脘、上脘、巨阙、鸠尾、中庭、膻中、玉堂、紫宫、华盖、璇玑、天突、廉泉、承浆。

艾灸常用任脉经穴的位置及主治如下：

（1）中极

位置：在脐下 4 寸，腹正中线上。

主治：月经不调、阳痿早泄、水肿。

（2）关元

位置：在脐中下 3 寸。

主治：虚劳冷惫、少腹疼痛、消渴、阳痿。

（3）气海

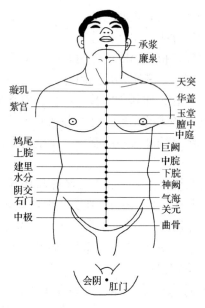

承浆
廉泉
天突
华盖
玉堂
膻中
中庭
璇玑
紫宫
鸠尾
上脘
建里
水分
阴交
石门
中极
巨阙
中脘
下脘
神阙
气海
关元
曲骨
会阴 · 肛门

图 2—4　任脉经穴

位置：在脐中下 1.5 寸。

主治：绕脐腹痛、水谷不化、大便不通。

（4）神阙

位置：在脐中央。

主治：中风虚脱、四肢厥冷、小便不禁。

（5）华盖

位置：在胸部前正中线上，平第一肋间隙。

主治：咳嗽气喘、胸胁痛、咽肿。

（6）天突

位置：在胸骨上窝中央。

主治：咳嗽哮喘、咽喉肿痛。

（7）中脘

位置：腹前正中线，脐上 4 寸处。

主治：胃痛、慢性胃炎、呕吐、呃逆等症。

（8）建里

位置：上腹部前正中线上，脐中上3寸。

主治：胃痛、呕吐、食欲不振、腹胀、水肿。

2. 督脉经穴（见图2—5）

督脉经穴分布在尾骶、腰背、颈项、头面、鼻口部的正中线上，起于长强，止于龈交，一名一穴，共28个穴位。本经穴位顺序是：长强、腰俞、阳关、命门、悬枢、脊中、中枢、筋缩、至阳、灵台、神道、身柱、陶道、大椎、哑门、风府、脑户、强间、后顶、百会、前顶、囟会、上星、神庭、素髎、人中、兑端、龈交。

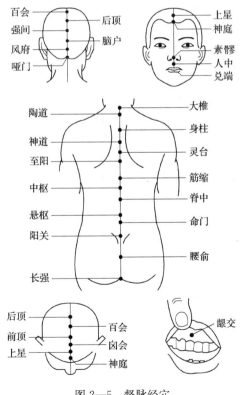

图2—5　督脉经穴

艾灸常用督脉经穴的位置及主治如下：

（1）长强

位置：在尾骨端与肛门连线的中点处。

主治：便秘、腰背疼痛、便血、癫狂。

（2）命门

位置：在第 2 腰椎棘突凹陷中。

主治：腰痛虚损、五劳七伤、头晕耳鸣。

（3）大椎

位置：在第 7 颈椎棘突下凹陷处。

主治：肩背疼痛、角弓反张、呕吐、中暑。

（4）百会

位置：在前发际正中直上 5 寸，两耳尖连线与头正中线交点处。

主治：头痛、眩晕、健忘、耳鸣、鼻塞。

3. 手足十二经穴

手足十二经气血流注顺序是从肺经起，至肝经止。肝经再交肺经，循环往复，如环无端。下面按顺序介绍所属经脉穴位的分布。

（1）手太阴肺经穴（见图 2—6）

本经经穴分布在胸部的外上方、上肢的掌面桡侧和手掌及拇指的桡侧，起于中府，止于少商，左右共 11 个穴位。穴位名称依次为：中府、云门、天府、侠白、尺泽、孔最、列缺、经渠、太渊、鱼际、少商。

艾灸常用手太阴肺经穴的位置及主治如下：

1）中府

位置：位于前胸外上方，平第一肋间隙，距胸正中线 6 寸。

主治：咳嗽气喘、胸中烦闷、肩背

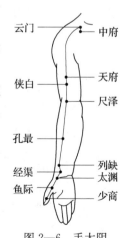

图 2—6　手太阴肺经穴

痛、腹胀呕逆。

2）尺泽

位置：位于肘横纹中、肱二头肌腱桡侧凹陷处。

主治：咽喉肿痛、胸部胀满、肘臂挛痛。

（2）手阳明大肠经穴（见图 2—7）

本经经穴分布在食指桡侧、上肢背面的桡侧及颈、面部，起于商阳，止于迎香，左右共 20 个穴位。穴位名称依次为：商阳、二间、三间、合谷、阳溪、偏历、温溜、下廉、上廉、手三里、曲池、肘髎、手五里、臂臑、肩髃、巨骨、天鼎、扶突、禾髎、迎香。

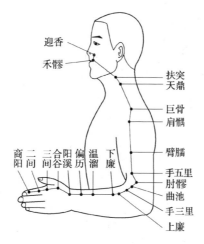

图 2—7　手阳明大肠经穴

艾灸常用手阳明大肠经穴的位置及主治如下：

1）曲池

位置：曲肘成直角，在肘横纹正中。

主治：上肢关节疼、瘫痪、麻木、高血压、高烧、过敏性疾病、皮肤病等。

2）迎香

位置：位于鼻翼外缘中点旁 0.5 寸，鼻沟唇中。

主治：鼻塞、鼻炎、口眼歪斜。

（3）足阳明胃经穴（见图2—8）

本经经穴分布在头面部、颈部、胸腹部、下肢的前外侧面，起于承泣，止于厉兑，左右共45个穴位。穴位名称依次为：承泣、四白、巨髎、地仓、大迎、颊车、下关、头维、人迎、水突、气舍、缺盆、气户、库房、屋翳、膺窗、乳中、乳根、不容、承满、梁门、关门、太乙、滑肉门、天枢、外陵、大巨、水道、归来、气冲、髀关、伏兔、阴市、梁丘、犊鼻、足三里、上巨虚、条口、下巨虚、丰隆、解溪、冲阳、陷谷、内庭、厉兑。

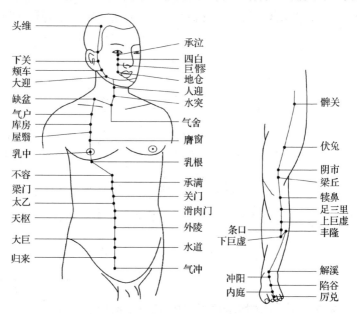

图2—8　足阳明胃经穴

艾灸常用足阳明胃经穴的位置及主治如下：

1）头维

位置：在头侧部、额角发际上0.5寸。

主治：头痛目眩、眼痛、视物不清。

2）承泣

位置：面部瞳孔直下，眼球与眼眶下缘之间。

主治：目赤肿痛、夜盲、口眼涡斜、迎风流泪等症。

3）四白

位置：面部瞳孔直下，眼眶下孔凹陷处。

主治：目赤痛痒、目翳、眼睑润动、迎风流泪、头面疼痛、口眼涡斜等症。

4）地仓

位置：面部口角外侧，上直对瞳孔。

主治：口眼涡斜、赤痛、流泪、唇缓不收等症。

5）足三里

位置：在小腿外侧，距胫骨前缘一横指，犊鼻穴下3寸。

主治：腹胀呕吐、胃痛、消化不良。

（4）足太阴脾经穴（见图2—9）

本经经穴分布在足大趾、内踝、下肢内侧，腹胸部的第三侧线，起于隐白，止于大包，左右共21个穴位。穴位名称依次为：隐白、大都、太白、公孙；商丘、三阴交、漏谷、地机、阴陵泉、血海、箕门、冲门、府舍、腹结、大横、腹哀、食窦、天溪、胸乡、周荣、大包。

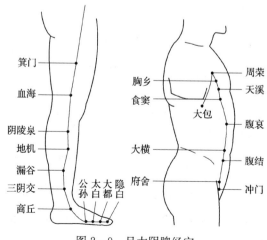

图 2—9　足太阴脾经穴

艾灸常用足太阴脾经穴是三阴交穴，其位置及主治如下：

位置：在内踝窝点上 3 寸。

主治：脾胃虚弱、消化不良、月经不调、失眠、神经性皮炎。

（5）手少阴心经穴（见图 2—10）

本经经穴分布在腋下、上肢掌侧面的内侧缘和小指的桡侧端，起于极泉，止于少冲，左右共 9 个穴位。穴位名称依次为：极泉、青灵、少海、灵道、通里、阴郄、神门、少府、少冲。

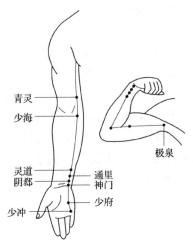

图 2—10　手少阴心经穴

艾灸常用手少阴心经穴是神门穴，其位置及主治如下：

位置：在尺侧腕屈肌腱的桡侧缘、腕掌横纹尺侧端。

主治：心悸失眠、骨蒸盗汗。

（6）手太阳小肠经穴（见图 2—11）

本经经穴分布在指、掌尺侧，上肢背侧面的尺侧缘，肩胛及面部，起于少泽，止于听宫，左右共 19 个穴位。穴位名称依次为：少泽、前谷、后溪、腕骨、阳谷、养老、支正、小海、肩贞、臑俞、天宗、秉风、曲垣、肩外俞、肩中俞、天窗、天容、颧髎、听宫。

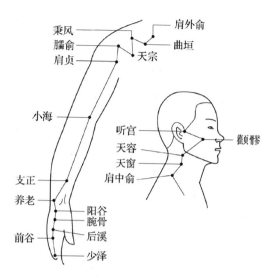

图 2—11 手太阳小肠经穴

艾灸常用手太阳小肠经穴的位置及主治如下:

1) 肩外俞

位置:背部,第 1 胸椎棘突下,旁开 3 寸。

主治:肩背疼痛、颈项挛拘等症。

2) 听宫

位置:面部耳屏前,下颌骨髁状突后方,张口时成凹陷处。

主治:耳鸣、耳聋、聤耳、齿痛、癫狂痫。

(7) 足太阳膀胱经穴(见图 2—12)

本经经穴分布在眼眶、头、颈、背、腰部的脊柱两侧,下肢体外侧及小趾末端,起于睛明,止于至阴,左右共 67 个穴位。穴位名称依次为:睛明、攒竹、眉冲、曲差、五处、承光、通天、络却、玉枕、天柱、大杼、风门、肺俞、厥阴俞、心俞、督俞、膈俞、肝俞、胆俞、脾俞、胃俞、三焦俞、肾俞、气海俞、大肠俞、关元俞、小肠俞、膀胱俞、中膂俞、白环俞、上髎、次髎、中髎、下髎、会阳、承扶、殷门、浮郄、委阳、委中、附分、魄户、膏肓俞、神堂、谚语、膈关、魂门、阳纲、意舍、胃仓、肓门、志室、胞肓、秩边、合阳、承筋、承山、飞扬、跗阳、昆仑、仆参、申脉、金门、京骨、束骨、足通谷、至阴。

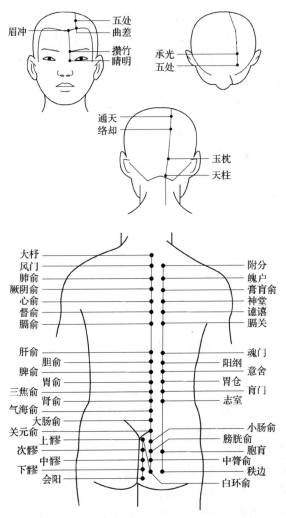

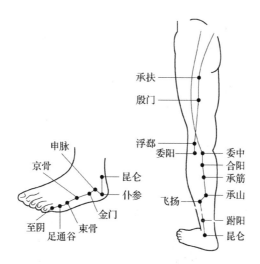

图 2—12　足太阳膀胱经穴

艾灸常用足太阳膀胱经穴的位置及主治如下：

1）胃俞

位置：背部，第 12 胸椎棘突下旁开 1.5 寸。

主治：胃脘痛、腹胀、完谷不化、胸胁痛等症。

2）肾俞

位置：在腰部第 2 腰椎棘突下旁开 1.5 寸。

主治：月经不调、腰膝冷痛、咳喘气短、耳鸣目花。

3）肝俞

位置：在背部第 9 胸椎棘突下旁开 1.5 寸。

主治：胁痛满闷、目疾、唾血疼痛、多梦失眠。

4）胆俞

位置：在背部第 10 胸椎棘突下旁开 1.5 寸。

主治：口苦、饮食不下、咽痛咽干。

5）脾俞

位置：在背部第 11 胸椎棘突下旁开 1.5 寸。

主治：胃脘胀痛、呕吐。

6）心俞

位置：在背部第 5 胸椎棘突下旁开 1.5 寸。

主治：心悸健忘、惊悸心烦、心痛。

7）大杼

位置：在背部第 1 胸椎棘突下旁开 1.5 寸。

主治：发烧咳嗽、背项强痛、头痛鼻塞。

8）肺俞

位置：在背部第 3 胸椎棘突下旁开 1.5 寸。

主治：咳嗽气喘、胸满、盗汗。

（8）足少阴肾经穴（见图 2—13）

本经经穴分布在足心、内踝后、跟腱前缘、下肢内侧前缘、腹部、胸部，起于涌泉，止于俞府，左右共 27 个穴位。穴位名称依次为：涌泉、然谷、太溪、大钟、水泉、照海、复溜、交信、筑宾、阴谷、横骨、大赫、气穴、四满、中注、肓俞、商曲、石关、阴都、腹通谷、幽门、步廊、神封、灵墟、神藏、或中、俞府。

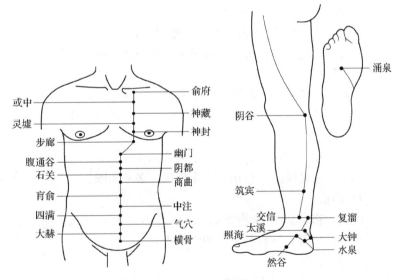

图 2—13　足少阴肾经穴

艾灸常用足少阴肾经穴位置及主治如下：

1）涌泉

位置：在足底部蜷足时足前部凹陷处。

主治：头晕眼花、咽喉痛、转筋、足心热。

2）四满

位置：脐下 2 寸，腹中线旁开约 0.5 寸。

主治：月经不调、阳痿、腰脊痛。

（9）手厥阴心包经穴（见图 2—14）

本经经穴分布在乳旁、上肢掌侧面中间及中指末端，起于天池，止于中冲，左右共 9 个穴位。穴位名称依次为：天池、天泉、曲泽、郄门、间使、内关、大陵、劳宫、中冲。

艾灸常用手厥阴心包经穴的位置及主治如下：

1）大陵

位置：在腕掌横纹的中点处。

主治：腕关节疼痛、胃痛。

2）劳宫

位置：在第 2、3 掌骨之间，偏于第三掌骨，掌心横纹中。

主治：中风昏迷、口臭、心痛。

3）内关

位置：伸臂，仰掌，位于前臂内侧，腕横纹上 2 寸，两筋之间。

主治：心脏疾病、神经系统疾病、精神障碍、胃痛、呕吐、各种疼痛等。

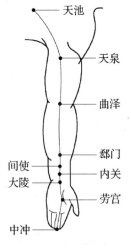

图 2—14　手厥阴
心包经穴

（10）手少阳三焦经穴（见图 2—15）

本经经穴分布在无名指外侧、手背、上肢外侧中间、肩部、颈部、耳翼后缘、眉毛外端，起于关冲，止于丝竹空，左右共 23 个穴位。本经穴位依次为：关冲、液门、中渚、阳池、外关、支沟、会宗、三阳络、四渎、天井、清冷渊、消泺、臑会、肩髎、天髎、天牖、翳风、瘈脉、颅息、角孙、耳门、和髎、丝竹空。

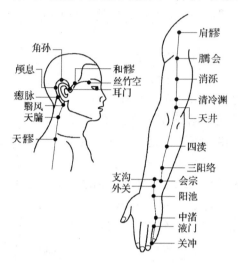

图 2—15　手少阳三焦经穴

艾灸常用手少阳三焦经穴是外关穴，其位置及主治如下：

位置：位于尺骨与桡骨之间，腕背横纹上 2 寸。

主治：五官疾病、手臂屈伸不利、手颤。

（11）足少阳胆经穴（见图 2—16）

本经经穴分布在目外眦、颞部、耳后、肩部、胁肋部、下肢外侧、膝外侧、外踝的前下方、足第四趾端，起于瞳子髎，止于足窍阴，左右共 44 个穴位。穴位名称依次为：瞳子髎、听会、上关、颔厌、悬颅、悬厘、曲鬓、率谷、天冲、浮白、头窍阴、完骨、本神、阳白、临泣、目窗、正营、承灵、脑空、风池、肩井、渊腋、辄筋、日月、京门、带脉、五枢、维道、居髎、环跳、风市、中渎、膝阳关、阳陵泉、阳交、外丘、光明、阳辅、悬钟（绝骨）、丘墟、足临泣、地五会、侠溪、足窍阴。

艾灸常用足少阳胆经穴的位置及主治如下：

1）风池

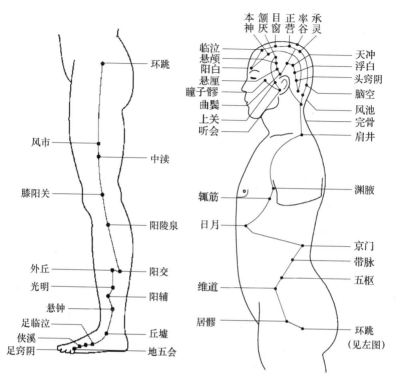

图 2—16　足少阳胆经穴

位置：在枕骨之下，斜方肌上端与胸锁乳突肌之间凹陷中。

主治：头痛眩晕、颈项强痛、感冒、中风。

2）肩井

位置：在大椎与肩峰端连线的中点上。

主治：肩背疼痛、手臂不举、诸虚百损。

3）环跳

位置：侧卧屈股，股骨大转子高点与骶管裂孔连线的外 1/3 与内 2/3 交点处。

主治：腰腿疼痛、瘫痪、半身不遂、闪腰。

（12）足厥阴肝经穴（见图 2—17）

本经经穴分布在足背、内踝前、胫骨内侧面、大腿内侧、前阴、胁肋部，起于大敦，止于期门，左右共 14 个穴位。穴位名称依次为：大敦、行间、太冲、中封、蠡沟、中都、膝关、曲泉、阴包、足五里、阴廉、急脉、章门、期门。

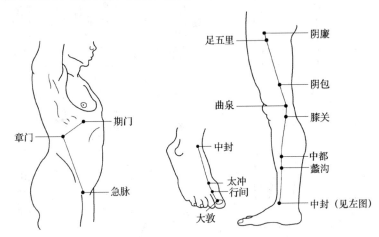

图 2—17　足厥阴肝经穴

艾灸常用足厥阴肝经穴的位置及主治如下：

1）大敦

位置：在足大趾末节外侧，距趾甲角 0.1 寸。

主治：经闭、崩漏、阴挺、疝气、遗尿、癫痫。

2）太冲

位置：在足背侧，第 1 跖骨间隙的后方凹陷处。

主治：头痛、眩晕、目赤肿痛、口歪、癫痫、疝气、崩漏、月经不调、遗尿、下肢痿痹。

3）章门

位置：在侧腹部，第 11 肋游离端的下方。

主治：腹胀、泄泻、胁痛、痞块。

4）期门

位置：在胸部，乳头直下第 6 肋间隙，前正中线旁开 4 寸。

主治：胸胁胀痛、乳痈、腹胀、呕吐。

以上为十四经经穴。此外，人身上还有一类穴位叫经外奇穴，全身各部位均有，是经穴的补充。其中有一些也是常用的，如头面部的太阳、印堂、四神聪、鱼腰，舌下的金津、玉液，背部的华佗夹背，手上的十宣、八邪，足上的八风等，这些穴位有固定的部位和主治功能；另一些是无固定部位的穴叫阿是穴，也就是痛点处。

第三单元　保健艾灸基本手法

模块一　艾灸的手法

艾灸有回旋运气法、悬定拢气法、雀啄压气法、摆尾行气法四大手法，每一种手法都有各自的功效和作用。

一、回旋运气法

1. 方法

施术者将香艾的一端点燃，端身正坐，思想集中，右手持香艾，松肩垂肘，对准皮肤，距离3～4厘米。将火头围绕一个固定点，进行圆形旋转施灸，同时左手屈掌以掌心感应火力，配合艾火回旋的方向运推火气。如图3—1所示。

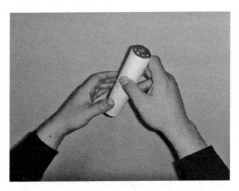

图3—1　回旋运气法

2. 要领

回旋运气时，形、意、气要统一，身体、双手、艾灸动作要协调，回旋手法要平而圆，旋转有运力。火高者为轻，火低者为重，轻重要结合，使局部有温热或略有灼痛为宜。本法具有温开腧穴的功效。

二、悬定拢气法

1. 方法

施术者将香艾的一端点燃，端身正坐，思想集中，右手持香艾，松肩垂肘，对准皮肤，距离3～4厘米。将火头悬止固定在一点不动，同时左手屈掌以掌心感应火力，拢住悬定的火气不使其散失。如图3—2所示。

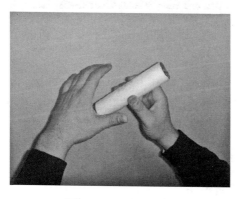

图3—2　悬定拢气法

2. 要领

悬定拢气时，形、意、气要统一，身体、双手、艾灸动作要协调，悬定拢气要稳。火高者为轻，火低者为重，轻重要结合，使局部有温热或略有灼痛为宜。本法具有温行气血的作用。

三、雀啄压气法

1. 方法

施术者将香艾的一端点燃，端身正坐，思想集中，右手持香艾，松肩垂肘，对准皮肤，距离3～4厘米。将艾火一上一下、一起一落地施灸，同时左手屈掌以掌心感应火力，配合艾火按压提拉火气。如图3—3所示。

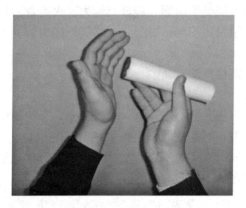

图 3—3 雀啄压气法

2. 要领

雀啄压气时，形、意、气要统一，身体、双手、艾灸动作要协调，下落时要有压火感，上起时要有提火感。火高者为轻，火低者为重，轻重要结合，使局部有温热或略有灼痛为宜。注意：避免动作过大烫伤皮肤。本法具有激发经气的作用。

四、摆尾行气法

1. 方法

施术者将香艾的一端点燃，端身正坐，思想集中，右手持香艾，松肩垂肘，对准皮肤，距离 3～4 厘米。施灸时将艾火左右摇摆，沿施灸的部位进行直线或弧线移动，同时左手屈掌以掌心感应火力，配合艾火的方向推赶火气。如图 3—4 所示。

2. 要领

摆尾运气时，形、意、气要统一，身体、双手、艾灸动作要协调，摆尾手法平稳、有节奏感。火高者为轻，火低者为重，轻重要结合，使局部有温热或略有灼痛为宜。本法具有引导气血的作用。

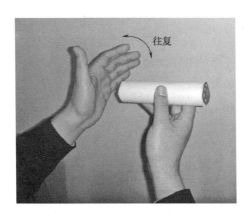

图 3—4　摆尾行气法

模块二　直 接 灸 法

直接灸法是将艾炷直接放置皮肤上施灸，又分为化脓灸法和非化脓灸法。

一、化脓灸法

化脓灸又称瘢痕灸，如图 3—5 所示。

1. 操作方法

要让受术者同意此方法，然后将皮肤清洁，让受术者卧位平稳，将蒜汁或凡士林涂于皮肤上，以增加艾炷附着。选用较小艾炷置于受术部位，将艾炷点燃施灸，艾炷燃烧后，除去灰渍，连续灸 5～7 壮。

2. 作用

对一些顽固性不适症有作用，如哮喘、慢性胃肠道疾

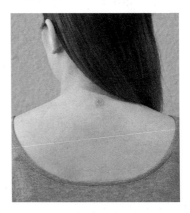

图 3—5　化脓灸（瘢痕灸）

病等。

灸后烧破皮肤，以药膏置于创面，5～6周后痊愈。一般用于四肢及皮肤较厚的部位，灸后忌生冷。

二、非化脓灸法

1. 操作方法

受术者摆正体位，清洁皮肤，将蒜汁或凡士林涂于皮肤上，选用较小艾炷置于受术部位，点燃顶部，待艾炷接近皮肤时，用镊子将艾炷移走，再换新的艾炷，以3～5壮为宜。以皮肤出现红晕为度，防止出现水泡。

2. 作用

非化脓灸又称无瘢痕灸，局部皮肤以出现红晕为宜，没有瘢痕产生，适用于头面部及四肢远端，适用于虚、寒证以及瘀证，具有调和气血、温里散寒等功效。

模块三 间接灸法

间接灸法是以一些递质或药物把艾炷与皮肤隔开进行艾灸。此法火力较温和，受术者易于接受。

一、隔姜灸

1. 操作方法

将生姜切成0.3厘米左右薄片，在中间以针刺孔置于施灸的受术部位，进行点燃，如图3—6所示，反复灸3～5壮。

2. 作用

散寒止痛，发汗解表，适用于腰痛、呕吐等症。

二、隔盐灸

1. 操作方法

以干燥的盐填平脐部（神阙穴），将艾炷置于盐上，点燃艾炷，如图3—7所示，反复灸3～5壮。

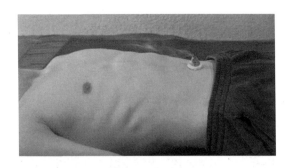

图 3—6　隔姜灸

2. 作用

回阳救逆，中风脱证，适用于呕吐、腹泻等症。

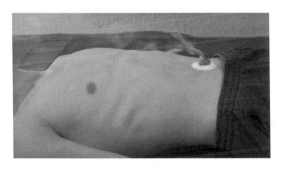

图 3—7　隔盐灸

三、隔蒜灸

1. 操作方法

将生蒜切成约 0.3 厘米的薄片，中间针刺多个孔，将艾炷置于蒜片上，如图 3—8 所示，反复灸 4～5 壮。

2. 作用

散寒止痛、杀虫解毒、清热等。

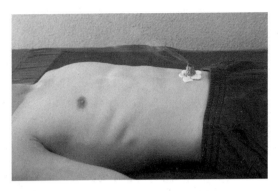

图 3—8 隔蒜灸

模块四 悬空灸法

以艾条悬灸，手法分为温和灸、回旋灸、雀啄灸。

一、温和灸

1. 操作方法

将艾条燃烧端置于皮肤受术部位，距离 3 厘米左右，固定不移。每次灸 5～10 分钟，以灸出现红晕为宜。艾灸过程中可随时调整距离，防止烫伤。

2. 作用

温经散寒，祛邪化瘀。

二、回旋灸

1. 操作方法

在受术部位上方回旋运动，在较大范围刺激。具体做法是：将香艾点燃端，对准受术部位，距离 3 厘米左右，进行往返回旋灸或螺旋回旋灸，由远及近，以出现红晕为宜。

2. 作用

适用于表浅面积大者，如股外侧皮神经炎、带状疱疹等。

三、雀啄灸

1. 操作方法

将艾条点燃端置于受术部位上方，一起一落，忽远忽近，距离皮肤3厘米左右。操作时注意：及时除去艾灰，防止烫伤皮肤。

2. 作用

活血化瘀，祛风散寒，适用于感冒、晕厥等症。

模块五 其他灸法

一、实按灸

1. 操作方法

将香艾一端点燃，隔布或棉纸数层，按在穴位上施灸，火灭后再点燃，使热气渗透施灸部位，以皮肤出现红晕为度。

2. 作用

适用于痿证、风寒等症。

二、明灸

艾火对人体的刺激具有温、热、灼、痛四种不同的感受，明灸的调息技巧就是借助艾火对穴位的灼痛刺激，做深度的腹式呼吸，通过快吸慢呼来调节平衡紊乱的内在气息。

第一步，与患者做好沟通，讲清其中的细节。

第二步，将搓好的艾炷放置在施灸的穴位上，用香点燃。

第三步，将艾火突然降低到一定的高度，让受术者产生灼痛的感觉，使其全身紧张而收缩，同时让受术者用口做深呼吸，将气沉到丹田，把小腹吸满并将小腹用气用力顶起，然后屏住呼吸。

第四步，让受术者闭住呼吸，等待疼痛缓解后，再用鼻子将气用最慢的速度均匀地呼出。然后进行下一次操作，每个穴位可操作2～3次。

链接

生命在于一呼一吸之间，呼吸是生命活动的根本，《摄养枕中方》中讲："善摄养者，须知调气方焉，调气方疗万病大患。"古人讲意乱息乱、息乱气乱、气乱病生，中医认为当气血的循环处于过快或混乱状态时，人体的生命活动就不能正常进行，就会发生各种病变。深度呼吸可使人生命旺盛，调息就是通过调整呼吸促使人体的气血运行归于正常，将病理状态转变成正常的生理状态。所以，调整呼吸可加强这方面的作用，从而推动真气的运行。中医所说"一吸脉行三寸，一呼脉行三寸"，即指此而言。

第四单元　不适症的保健艾灸

模块一　内科不适症的保健艾灸

一、感冒

1. 病因及表现

因外邪引发，外邪中又以风邪为主，人体的卫气不固，表现为鼻塞、流涕、咳嗽、发热、恶寒等全身不适的症状。

2. 调理方法

（1）取大椎穴（见图4—1），先以火罐留罐5～8分钟，再以隔姜灸或隔蒜灸每次3～5壮，连续3～5天。

（2）取风池穴（见图4—2）、曲池穴（见图4—3），采用香艾温和灸法，每次灸10分钟左右。

（3）头痛时，以双手拇指点按太阳穴（见图4—4）3～5分钟。

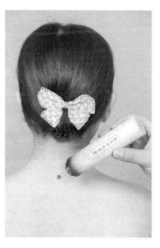

图4—1　大椎穴

（4）鼻塞时，以双手中指点按迎香穴（见图4—5）3～5分钟。

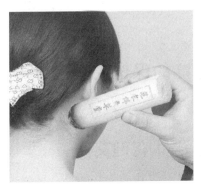

图 4—2　风池穴

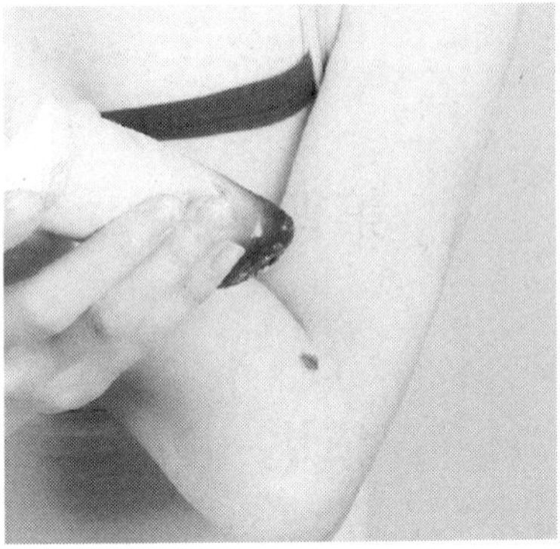

图 4—3　曲池穴

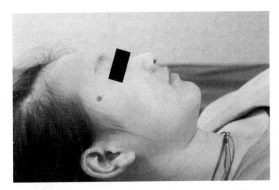

图 4—4　太阳穴

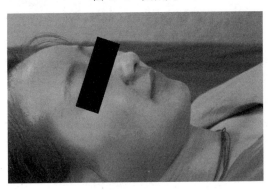

图 4—5　迎香穴

二、头痛

1. 病因及表现

多因外感与内伤所致，外感风寒、风热均可引起头痛。风寒头痛一般伴有流涕、咳嗽，风热头痛一般伴有发热头胀，面红眩晕。

肾虚头痛，头如戴帽，头晕眼花，耳鸣，腰无力。

肝阳头痛多在头两侧颞部。

气血不足头痛伴有肢冷，血瘀头痛可造成血管神经性头痛。

2. 调理方法

（1）取百会穴（见图4—6）、太阳穴，采用香艾悬灸法，每穴灸3~5分钟。

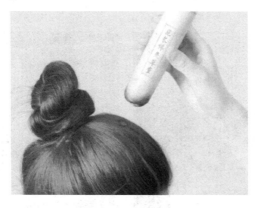

图4—6　百会穴

（2）风寒头痛，取大椎穴、风府穴（见图4—7），采用香艾温和灸法，每穴灸5分钟左右。

（3）风热头痛，取曲池穴（见图4—8），采用香艾悬灸法，灸3~5分钟。

（4）肾虚头痛，取气海穴（见图4—9）、关元穴（见图4—10）、肾俞穴（在腰部，第2腰椎棘突下，见图4—11），采用香艾温和灸法，每穴灸5分钟左右。

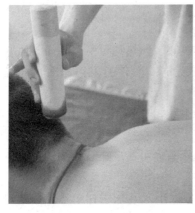
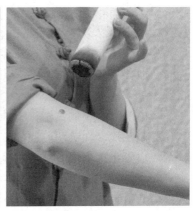

图 4—7　风府穴　　　　　　　图 4—8　曲池穴

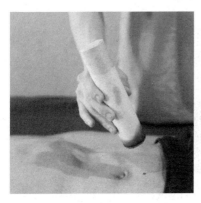
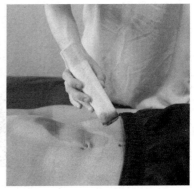

图 4—9　气海穴　　　　　　　图 4—10　关元穴

　　（5）肝阳头痛，取阳陵泉穴（见图 4—12），以粗大香艾悬灸，持续 5 分钟左右。

　　（6）血瘀头痛，取膈俞穴（见图 4—13）、膻中穴（见图 4—14），以粗大香艾悬灸，每穴灸 5 分钟左右。

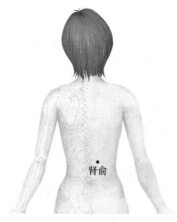

图 4—11　肾俞穴

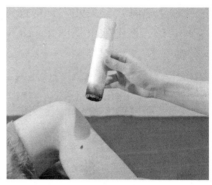

图 4—12　阳陵泉穴

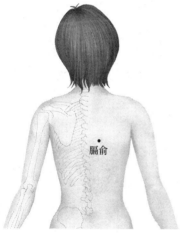

图 4—13　膈俞穴

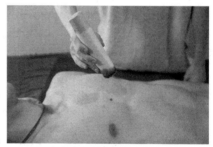

图 4—14　膻中穴

三、泄泻

1. 病因及表现

排便次数多，粪便稀薄，并含有不消化食物，多为细菌感染和肠胃功能障碍所致，内因为情志失调，脾肾阳虚；外因为寒湿暑、食不洁所致。

2. 调理方法

（1）急性泄泻，取上脘穴（见图4—15）、中脘穴（见图4—16）、气海穴、关元穴、脾俞穴（见图4—17）、胃俞穴（见图4—18）、肝俞穴（见图4—19），采用香艾温和灸法，每穴灸5分钟。

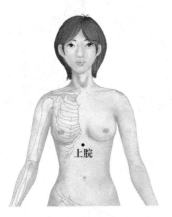

图4—15　上脘穴

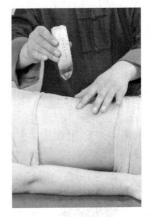

图4—16　中脘穴

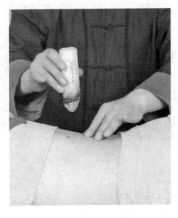

图4—17　脾俞穴

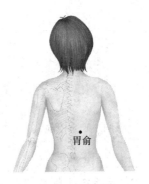

图4—18　胃俞穴

（2）寒湿泄泻，取上脘穴、中脘穴、上巨虚穴（见图4—20）、下巨虚穴（见图4—21）、足三里穴（见图4—22）、神

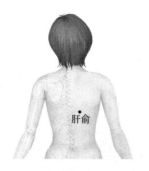

图4—19 肝俞穴

阙穴（见图4—23），采用香艾温和灸法，每穴灸5分钟，并在神阙穴进行隔姜灸或隔盐灸。

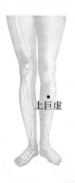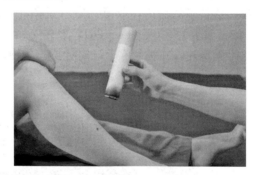

图4—20 上巨虚穴

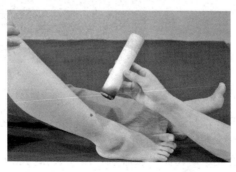

图4—21 下巨虚穴

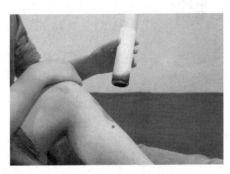
图 4—22　足三里穴

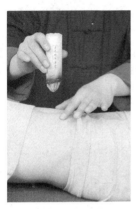
图 4—23　神阙穴

　　（3）饮食不洁泄泻，取章门穴（见图 4—24）、梁门穴（见图 4—25）、幽门穴（见图 4—26），以香艾悬灸，每穴灸 5 分钟，然后将手掌搓热，在神阙穴上顺时针揉 5 分钟。

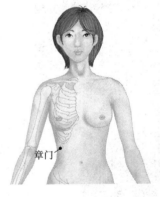

章门

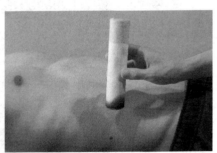

图 4—24　章门穴

四、便秘

1. 病因及表现

　　大便次数减少，粪便干燥难解，由于大肠功能失调所致。偏实证，大便坚硬难下；偏虚证，面色无华，排便困难。

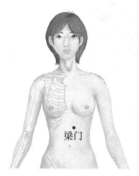
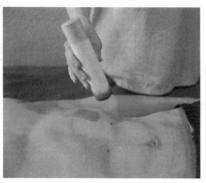

图 4—25　梁门穴

2. 调理方法

偏实证，取中脘穴、水道穴（见图 4—27）、归来穴（见图 4—28）、足三里穴，以香艾悬灸，每穴灸 5 分钟，以加热砭石球在神阙穴逆时针揉 5 分钟。

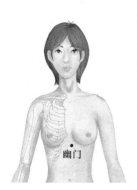
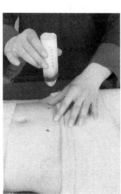
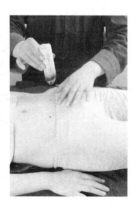

图 4—26　幽门穴　　　图 4—27　水道穴　　　图 4—28　归来穴

偏虚证，取天枢穴（见图 4—29）、大肠俞穴（图 4—30）、太白穴（见图 4—31），采用香艾温和灸法，每穴灸 5 分钟，以掌在神阙穴逆时针揉 5 分钟。

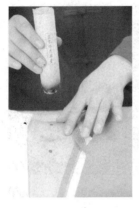 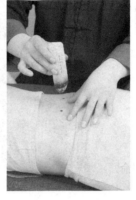 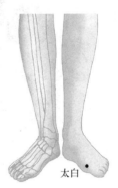

图 4—29　天枢穴　　　图 4—30　大肠俞穴　　　图 4—31　太白穴

五、咳喘

1. 病因及表现

多见于冬、春季，是慢性气管炎及肺气肿的症状表现，多与外感内伤有关，内伤咳喘多因久治未愈，久咳伤阴，肺气不足等。

2. 调理方法

取身柱穴（见图 4—32）、肺俞穴（见图 4—33）、心俞穴（见图 4—34）、膈俞穴（见图 4—35）、尺泽穴（见图 4—36）、足三里穴，采用香艾温和灸法，每穴灸 5 分钟。

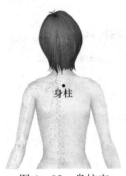 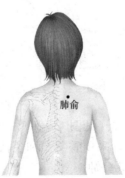 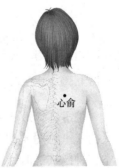

图 4—32　身柱穴　　　图 4—33　肺俞穴　　　图 4—34　心俞穴

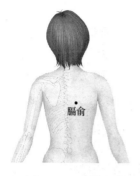

图 4—35 膈俞穴

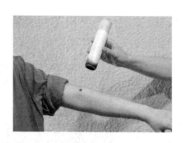

图 4—36 尺泽穴

外感风寒症采用香艾温和灸法，在大椎穴上灸 5 分钟，然后以加热电动刮痧板刮大椎穴 8～10 次。

外感风热者采用香艾悬灸法，在合谷穴（见图 4—37）上灸 5 分钟，并以加热砭石按摩器按 5～8 次。

内伤痰浊阻肺取脾俞穴，采用香艾温和灸法，在脾俞穴上灸 5 分钟，并以刮痧板进行刮痧 8～10 次。

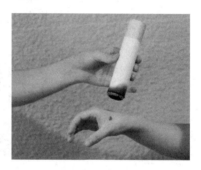

图 4—37 合谷穴

六、失眠

1. 病因及表现

失眠的病因，从中医学来讲，主要是心脾两虚，心、胆气虚和胃气不和。

表现为难以入睡或睡而易醒，重者通宵不能入睡，稍睡则醒，醒后不能再睡，并伴有头晕、健忘、心悸等症。

按中医辩证分析，主要表现为多梦易醒、心悸健忘、面色无华、阴虚火旺、心烦不寐、头晕耳鸣、五心烦热、急躁易怒、口渴、大便秘结、头重、痰多胸闷、目眩、食滞不化、脘腹胀满等。

2. 调理方法

以拇指指腹点揉印堂穴、神庭穴（见图 4—38）、太阳穴各 2 分钟；取神门穴，采用艾柱直接灸法，灸 3～5 分钟；取内关穴（见图 4—39），采用香艾悬空灸法，灸 8～10 分钟。

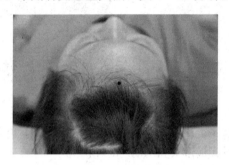

图 4—38　神庭穴

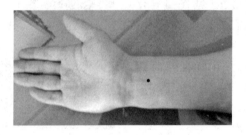

图 4—39　内关穴

以拇指推失眠反射区（足内踝高点 2 寸至 4 寸、宽 0.3 寸区域）自上向下各 5～8 分钟。

肝郁化火型，采用香艾悬空法灸金门穴（见图 4—40）、期门穴（见图 4—41）、太冲穴各 5～7 分钟。

痰热内扰型，采用香艾悬空法灸丰隆穴（见图 4—40）、内庭穴（见图 4—42）各 5 分钟。

阴虚火旺型，采用香艾悬空法灸、气海穴、关元穴各 5 分钟，并以拇指揉太溪穴 5 分钟。

心脾两虚型，采用香艾悬空法灸心俞穴、脾俞穴各 5 分钟。

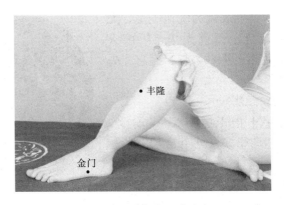

图 4—40 金门穴、丰隆穴

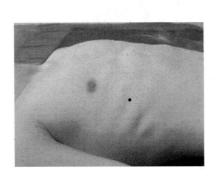

图 4—41 期门穴

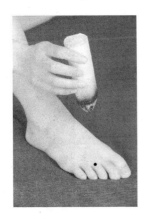

图 4—42 内庭穴

新胆气虚型，采用香艾悬空法灸心俞穴、膈俞穴各 5 分钟。

胃气不和型，采用香艾悬空法灸中脘穴、胃俞穴各 5 分钟。

七、神经衰弱

1. 病因及表现

由于人体长期处于神经紧张状态，精神活动能力逐渐减弱，造成失眠多梦、记忆下降、食欲不振、全身乏力等现象。按中医辩证分析，主要表现为气血不足、无力、全身疲乏、面色无华、阴虚火旺、手足心热、头晕心烦、健忘、失眠、口苦。

2. 调理方法

以双手十指干搓头 3～5 分钟；以掌心按压印堂穴（见图 4—43）3～5 分钟。

取神门穴（见图 4—44）、内关穴、太溪穴（见图 4—45），采用香艾悬灸法，每穴灸 15 分钟。

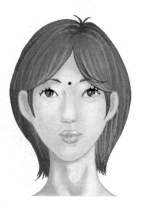

图 4—43　印堂穴

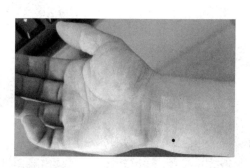

图 4—44　神门穴

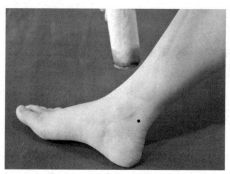

图 4—45　太溪穴

气血不足，在上述穴位基础上加心俞穴、脾俞穴，每穴悬灸15分钟。

阴虚火旺，在上述穴位基础上加大陵穴（见图4—46），每穴悬灸15分钟。

肝郁火旺，在上述穴位基础上加太冲穴（见图4—47），每穴悬灸15分钟。

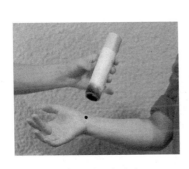 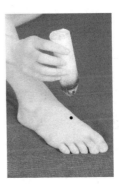

图4—46 大陵穴　　　　图4—47 太冲穴

八、高血压

1. 病因及表现

高血压分为原发性与继发性两种，继发性多因各种病（症）所致，原发性高血压多因工作劳累，饮食不洁引起，成人正常的收缩压大于140毫米汞柱，舒张压大于90毫米汞柱，其主要表现为肝阳上亢、眩晕、面红目赤、口苦、心悸、失眠、头重、胸闷。

2. 调理方法

以掌在颈部胸锁乳突肌自上向下推，每侧10～15次，取曲池穴、合谷穴、太冲穴、三阴交穴（见图4—48），以艾炷灸每穴

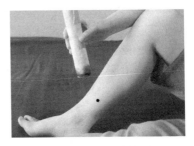

图4—48 三阴交穴

灸 5～7 壮，20 次为一个保健疗程。肝阳上亢，加肝俞穴、风池穴，悬灸 5～7 分钟；气血两亏，加心俞穴、脾俞穴，悬灸 5～7 分钟；痰湿拥胜，加丰隆穴、足三里穴，悬灸 5～7 分钟。

九、低血压

1. 表现

血压在长期低于正常值（90/60 毫米汞柱），且伴有头晕、头痛、耳鸣、食物不清等症状。

2. 调理手法

以一掌直推膀胱经，自上而下反复 3～5 次。

以双手拿下肢后侧，自上而下反复 3～5 次。

取神阙穴、关元穴、气海穴、足三里穴，采用艾炷灸，每穴灸 6～8 壮。

十、糖尿病

1. 表现

空腹血糖大于 7.8 毫摩尔/升为糖尿病，以高血糖为临床表现标志，咽干多饮、多饥、多便、尿浊、消瘦。

2. 调理方法

以掌按揉背部膀胱经 8～10 次。

以掌直推小腿内侧反复 8～10 次。

取膈俞穴、肝俞穴、上脘穴、中脘穴，采用艾炷灸，每穴 3～5 壮。

十一、胃脘痛

1. 表现

常见的反复发作的病症多在心窝部，饮食积滞、胃脘胀痛、嗳气、拒按、胃脘受寒、胃脘隐痛、肝气郁结、胃脘阵痛、恶心。

2. 调理方法

取神阙穴采取隔姜灸法，每次 6～8 壮。

取中脘穴、气海穴、关元穴，采用香艾温和灸法，每穴灸

5～10分钟。

饮食积滞，取足三里穴，采用香艾雀啄灸法，灸 5～10 分钟。

胃脘受寒，取脾俞穴、命门穴（见图 4—49），采用香艾温和灸法，每穴灸 5～10 分钟。

肝气郁结，取期门穴，采用香艾雀啄灸法，灸 5～10 分钟。

十二、脂肪肝

1. 病因及表现

多因食用油腻过多的食品，肝功能疏泄不畅，造成肝的脂肪堆积并伴有高脂血症，重者造成肝区疼痛，肝肿大，功能异常。

2. 调理方法

以一手掌五指分开，梳右胁肋 3～5 分钟。

取太冲穴、肝俞穴、阴灵泉穴、复溜穴（见图 4—50），采用香艾悬灸法，每穴灸 3～5 分钟。

肝瘀脾虚，加脾俞穴，采用香艾悬灸法，每穴灸 3～5 分钟。

肝瘀痰阻，加期门穴、水分穴（见图 4—51），采用香艾悬灸法，每穴灸 3～5 分钟。

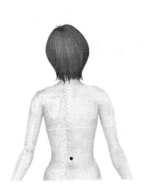
图 4—49　命门穴

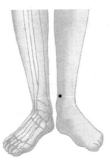
图 4—50　复溜穴

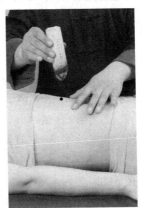
图 4—51　水分穴

十三、三叉神经痛

1. 病因及表现

三叉神经分为眼支、上颌支和下颌支。发作时会出现阵发性剧烈疼痛，痛如刀割。继发性主要是因其他器官疾病所引起，此处主要针对原发性进行介绍，如器质性病变，发作时间短，数分钟后症状缓解。

2. 调理方法

以拇指与食指按上颌支及下颌支，各3～5分钟。

以拇指与食指重点按下关穴与迎香穴、颊车穴（见图4—52）与地仓穴，以按透为宜。

取下关穴（见图4—52）、迎香穴、颊车穴、地仓穴（见图4—53）、太阳穴，采用悬灸法，每穴灸5～7分钟。

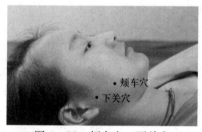

图4—52　颊车穴、下关穴

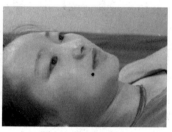

图4—53　地仓穴

十四、面瘫

1. 病因及表现

面部因风邪而倾入，多发生在单侧，表现为眼睑闭合不利、口角歪斜、口语不清。

2. 调理方法

取合谷穴、太阳穴，采用香艾雀啄灸法，每穴灸5～7分钟。

取下关穴、地仓穴、迎香穴，采用香艾悬灸法，每穴灸5～10分钟。

十五、中风后遗症

1. 病因及表现

脑血管病症后遗留的一些症状，如半身不遂（多为单侧肢体行动不便）、口眼歪斜、口语不清等。

2. 调理方法

以双掌按揉背部膀胱经，以有温热感为度。

以一手按揉上肢与下肢，以有温热感为度。

在患侧取曲池穴、手三里穴（见图 4—54）、委中穴、承山穴（见图 4—55），采用香艾温和灸法，每穴灸 5～10 分钟。

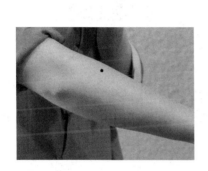 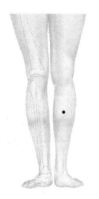

图 4—54　手三里穴　　　　　图 4—55　承山穴

十六、晕动症

1. 病因及表现

由于人体平衡感觉中枢较弱，会出现晕车、晕船、晕机，并伴有头晕、恶心、呕吐、全身无力等症状。

2. 调理方法

以一手拇指指腹，点揉百会穴 5～8 分钟。

在腹部取上脘穴、中脘穴，采用艾条温和灸法，每穴灸 5～10 分钟。

在背部取风门穴（见图 4—56）、膈俞穴，采用艾条悬灸法，每穴灸 5～7 分钟。

十七、单纯性肥胖

1. 病因及表现

全身无其他疾病，摄入食物量过多，运动较少，体重超重。

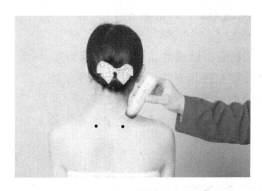

图 4—56 风门穴

2. 调理方法

以一手握空拳在腹部顺时针方向滚动 5～10 分钟。

取上脘穴、中脘穴、下脘穴、天枢穴，采用香艾雀啄灸法，每穴灸 5～7 分钟。

十八、阳痿

1. 病因及表现

因房事不节，不能进行正常的性生活，并伴有精神不振、腰膝酸软等症状。

2. 调理方法

以一手掌横搓腰骶部，以热为度。

取关元穴、中极穴（见图4—57）、肾俞穴，采用香艾温和灸法，每穴灸 5～7 分钟。

取命门穴，采用香艾附子饼灸法，灸 5～7 分钟。

十九、早泄

1. 病因及表现

因人体肾气不固，不能完成正常的性交，便提前射精。

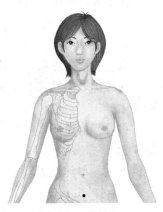

图 4—57 中极穴

2. 调理方法

取关元穴、中极穴、命门穴，以艾炷灸，每穴灸 5～7 壮。

取足三里穴、照海穴（见图 4—58）、太溪穴，采用香艾温和灸法，每穴灸 5～7 分钟。

二十、呃逆

1. 病因及表现

呃逆指人体逆气上升喉间，连发短声，不能自止，属于单纯性膈肌痉挛，多由于寒气凝滞、饮食不节所致。

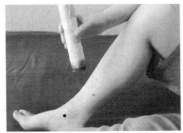

图 4—58　照海穴

2. 调理方法

取上脘穴、中脘穴、下脘穴、膈俞穴，采用香艾温和灸法，每穴灸 5～7 分钟。

寒气凝滞，加章门穴，采用香艾温和灸法，每穴灸 5～7 分钟。

饮食不节，加足三里穴，采用香艾雀灸法，每穴灸 5～7 分钟。

二十一、肋痛

1. 病因及表现

多与肝胆相关，肝瘀气滞、血行不畅、肝胆疏泄不利，表现为胁肋胀痛、隐痛、走串不定、口干咽燥。

2. 调理方法

以一手掌搓右侧胁肋发热为度。

取肝俞穴、胆俞穴、风市穴、太冲穴，采用香艾雀灸法，每穴灸 5～7 分钟。

二十二、消化不良

1. 病因及表现

由于人体情志失调或多食油腻食物，造成腹部胀满、水谷不化、不思饮食、呕吐烧心等症状。

2. 调理方法

以双掌直推腹部自上向下，先中间后两边，反复 8～10 次。

取上脘穴、中脘穴、下脘穴，采用香艾雀灸法，每穴灸5～7分钟。

取神阙穴，采用香艾隔姜灸法，灸5～7分钟。

模块二　妇科不适症的保健艾灸

一、月经不调

1. 病因及表现

妇女月经周期经量、经色、经质改变。表现为：出血延长或缩短，经量增多或减少，出血变稀或变稠等。

血热妄行：月经先期，量多稠，色紫红。

寒气凝滞：月经后期，量少色黯，腹痛。

肝肾亏损：月经无定期，量少稀，头晕。

2. 调理方法

施术者以双手拿受术者下肢内、外侧5～8分钟。

施术者以一掌搓八髎穴，以热为度。

取血海穴、阴陵泉穴（见图4—59）、三阴交穴，采用香艾温和灸法，每穴灸5～10分钟。

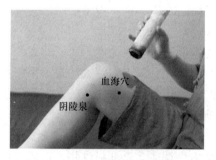

图4—59　血海穴、阴陵泉穴

血热妄行，加曲池穴，采用香艾雀啄灸法，灸5～7分钟。

寒气凝滞，加天枢穴，采用香艾温和灸法，灸5～7分钟。

肝肾亏损，加太冲穴、肾俞穴，采用香艾温和灸法，每穴灸5～10分钟。

二、痛经

1. 病因及表现

妇女在行经前后或行经期间，小腹剧痛。

气滞血瘀：情志失调，气滞血瘀。

气血虚弱：经期或经后，小腹绵绵作痛。

肝肾亏损：色淡量少。

2. 调理方法

以双掌叠按腰骶部3～5分钟。

以掌摩气海穴、关元穴，发热为度。

取气海穴、关元穴、血海穴、三阴交穴，采用香艾温和灸法，每穴灸5～10分钟。

气滞血瘀加章门穴、期门穴，采用香艾悬灸法，每穴灸5～10分钟。

气血虚弱加脾俞穴、中脘穴，采用香艾温和灸法，每穴灸5～10分钟。

肝肾亏损加肝俞穴、肾俞穴，采用香艾温和灸法，每穴灸5～10分钟。

三、产后乳汁不足

1. 病因及表现

产后乳汁分泌少，不能满足婴儿喂养。

气血虚弱，乳汁不足，身体乏力。

肝郁气滞，乳汁不足，乳胀胁痛。

2. 调理方法

以掌推背腰部膀胱经，反复5～8分钟。

取乳根穴（见图4—60）、膻中穴、三阴交穴，采用香艾悬灸法，每穴灸5～7分钟。

气血虚弱，加脾俞穴、肾俞穴，采用香艾温和灸法，每穴灸5～7分钟。

肝郁气滞,加大包穴(见图 4—61)、章门穴、太冲穴,采用香艾雀啄灸法,每穴灸 5～7 分钟。

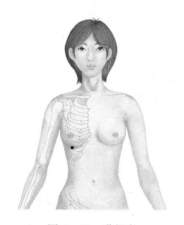

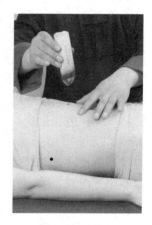

图 4—60 乳根穴　　　　　　　图 4—61 大包穴

模块三　骨科不适症的保健艾灸

一、颈椎病

1. 表现

颈椎病分为脊髓型、椎动脉型、交感神经型、神经根型、混合型等,其中,神经根型颈椎病占比例较大。

颈椎病患者颈肩背疼痛,沿颈脊神经节走向剧痛,上肢发沉、无力,并伴有前臂与五指麻痛。

2. 调理方法

以一手拿颈、肩、背及上肢部,以拿透为度。

取大椎穴、风池穴、肩井穴、肩中俞穴(见图 4—62)、肩外俞穴、肩髃穴(见图 4—63)、曲池穴、手三里穴、天宗穴(见图 4—64)、中府穴(见图 4—65),采用香艾温和灸法,每穴灸 5～10 分钟。

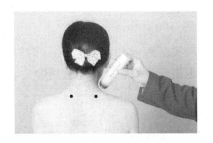

图 4—62 肩中俞穴

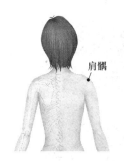

肩髃

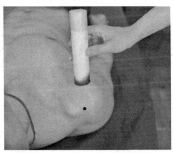

图 4—63 肩髃穴

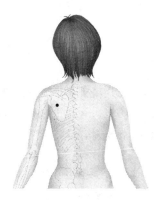

图 4—64 天宗穴

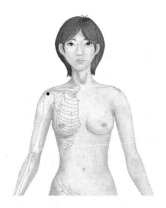

图 4—65 中府穴

二、肩周炎

1.病因及表现

主要表现为肩关节疼痛和功能障碍，疼痛累及上臂与前臂，日轻夜重，晚期上举、外展、后伸均感到肩关节活动受限，日久三角肌产生废用性萎缩。

2.调理方法

施术者以双手掌揉肩前、后及上肢部，以热为度。

取肩髃穴、肩贞穴、秉风穴（见图 4—66）、天宗穴、曲池穴、手三里穴，采用香艾悬灸法，每穴灸 5～10 分钟。

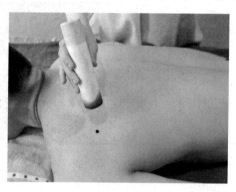

图 4—66　秉风穴

三、网球肘

1.病因及表现

由肱骨外上髁伸肌总腱劳损引起，尤其桡侧伸腕端肌肌腱撕裂，形成囊肿，引起肌腱骶钙化，有外伤史。运动时关节外侧疼痛，或做某一动作疼痛。多向肘上或肘下放射，压痛点在肱骨外上髁、伸肌腱止点、桡骨小头等。

2.调理手法

以拇指指腹拿揉上肢，自上向下，以透为度。

取肩髃穴、曲池穴、曲泽穴（见图 4—67）、尺泽穴、列缺穴（见图 4—68），采用香艾悬灸法，每穴灸 5～10 分钟。

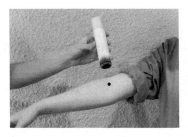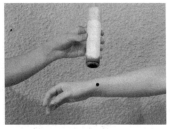

图 4—67　曲泽穴　　　　　图 4—68　列缺穴

疼痛加重时取少海穴、合谷穴，采用香艾悬灸法，每穴灸 5~10 分钟。

四、急性腰扭伤

1. 病因及表现

腰部突然遭受扭转、牵拉，造成扭伤，肌肉筋膜及韧带等软组织撕裂，有外伤史，深呼吸时加重疼痛。

2. 调理方法

以双手拇指拨揉腰部阳性反应物，静压 1~2 分钟。

取肾俞穴、腰阳关穴（见图 4—69）、环跳穴、委中穴（见图 4—70），采用香艾悬灸法，每穴灸 5~10 分钟。

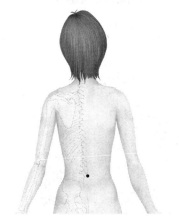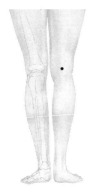

图 4—69　腰阳关穴　　　　　图 4—70　委中穴

五、原发性增生膝关节炎

1. *病因及表现*

因关节软骨积累性损伤，而使关节软骨纤维变性，引起膝关节活动疼痛，并伴有软骨骨质增生、关节囊纤维化等，致使膝关节活动时疼痛，有的膝关节周围肿胀与萎缩，膝关节活动受限。

2. *调理方法*

以拇指指腹轻揉血海穴、梁丘穴（见图 4—71），采用艾条温和灸法，每穴各灸 5～10 次。

取外膝眼穴（见图 4—72）、阳陵泉穴（见图 4—73）、血海穴（见图 4—74）、梁丘穴，采用艾条温和灸法，每穴灸 5～10 分钟。

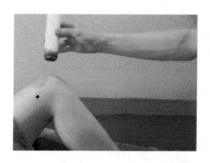

图 4—71　梁丘穴

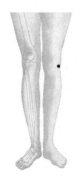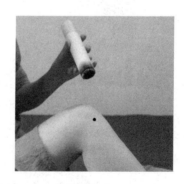

图 4—72　外膝眼穴

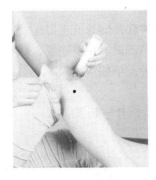
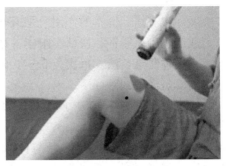

图 4—73　阳陵泉穴　　　　　　图 4—74　血海穴

模块四　人体的常用艾灸保健穴位

一、灸足三里穴

足三里穴属足阳明胃经，脾与胃相表里。胃主受纳，脾主运化。胃气主降，脾性本湿喜燥，胃性本燥喜润，两者一纳一化，一升一降。

艾灸足三里穴可起到健脾和胃、消积化滞、缓解胃痛的作用，如消化不良、胸闷肠鸣、水谷不化。足三里穴是常用的保健穴位，采用香艾温和灸法为好。

二、灸三阴交穴

三阴交穴属足太阴脾经，脾与胃相表里，共同完成食物的运化过程。

三阴交穴保健范围广，具有健脾胃、益肝肾、调经带等功能，多采用温和灸法，每次 10～15 分钟，隔日灸为好。

三、灸尺泽穴

尺泽穴属手太阴肺经，肺与大肠相表里，大肠功能依于肺气肃降，如出现壅滞，也会使肺气肃降出现问题，引起咳嗽。

咳嗽、咽喉肿痛、大便结节也可采用尺泽穴进行保健，以艾条温和灸法，每次 10～15 分钟。咳嗽时每日灸一次。

四、灸关元穴

关元穴有培元固本的作用，是通调冲任及健身的重要保健穴位，适用于中风脱证、遗精、阳痿、月经不调、小便频数、腹痛等。采用香艾悬灸法，每次灸 5～10 分钟。孕妇禁用。

五、灸涌泉穴

涌泉穴（见图 4—75）属足少阴肾经，肾与膀胱主水液，两者共同主管全身的水液代谢。

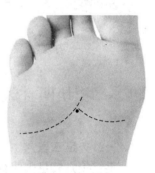

艾灸涌泉穴位对人体排泄与代谢有很好的保健功能，采用香艾雀啄灸法，每次 10～15 分钟（隔日灸为好），可治疗头昏眼花、便秘等。

六、灸风门穴

风门穴属足太阳膀胱经，是风邪出入之门，具有疏散风邪、预防感冒的作用。在感冒流行期间，每天采用艾条温和灸法，有助于预防感冒。

图 4—75　涌泉穴

培训大纲建议

一、培训目标

通过培训，培训对象可以在艾灸保健会所、相关养生会所从事艾灸保健工作。

1. 理论知识培训目标

（1）掌握人体解剖常识

（2）掌握艾灸保健常用腧穴

（3）了解人体不适症的表现

（4）了解艾灸的注意事项

（5）了解艾灸保健补与泻

2. 操作技能培训目标

（1）掌握艾灸器具的使用方法

（2）掌握艾灸保健基本手法

（3）掌握艾灸对各种不适症的保健方法

（4）了解艾灸对人体穴位的保健

二、培训课时安排

总课时数：96 课时。

理论课时：41 课时。

操作技能课时：55 课时。

具体培训课时分配见下表。

培训内容	理论知识课时数	操作技能课时数	总课时	培训建议
第一单元　岗位认知	2	2	4	重点： 1. 保健艾灸从业人员的岗位职责 2. 艾灸的注意事项 3. 灸法的禁忌证 建议：有条件的学校和机构采取现场观摩的方法，进行岗位认知教学
第二单元　保健艾灸基本常识	18	6	24	重点： 1. 人体肌肉结构 2. 常用穴位位置及作用 难点： 经络系统走向与功能 建议：教学中以图和实物相结合，以人体为模特结合经络走向，循环系统、神经系统基础知识，以了解为主
模块一　人体解剖生理常识	8		8	
模块二　保健艾灸常用腧穴	10	6	16	
第三单元　保健艾灸基本手法	3	9	12	重点： 1. 每种艾灸基本手法 难点： 1. 各种艾灸的手法 2. 化脓灸法 建议：找准穴位反复练习，培养手法的正确性与熟练性
模块一　艾灸的手法	1	3	4	
模块二　直接灸法	0.5	1.5	2	
模块三　间接灸法	0.5	1.5	2	
模块四　悬空灸法	0.5	1.5	2	
模块五　其他灸法	0.5	1.5	2	

培训内容	理论知识课时数	操作技能课时数	总课时	培训建议
第四单元 不适症的保健艾灸	18	38	56	重点：
模块一 内科不适症的保健艾灸	10	20	30	1. 常见不适症的表现 2. 准确定位穴位
模块二 妇科不适症的保健艾灸	2	7	10	难点： 不适症相关穴位的组
模块三 骨科不适症的保健艾灸	4	8	12	合及手法的区分 建议：各种不适症的
模块四 人体的常用艾灸保健穴位	2	2	4	保健艾灸要不断练习， 加强理解，强化记忆
合计	41	55	96	